Ruthuparna Shaji
Sapna Konde
Sahana N Prasad

CASA DENTAL

Ruthuparna Shaji
Sapna Konde
Sahana N Prasad

CASA DENTAL

ScienciaScripts

Imprint

Cover image: www.ingimage.com

This book is a translation from the original published under ISBN 978-3-659-71770-3.

Publisher:
Sciencia Scripts
is a trademark of
Dodo Books Indian Ocean Ltd. and OmniScriptum S.R.L publishing group

120 High Road, East Finchley, London, N2 9ED, United Kingdom
Str. Armeneasca 28/1, office 1, Chisinau MD-2012, Republic of Moldova, Europe
Printed at: see last page
ISBN: 978-620-8-34498-6

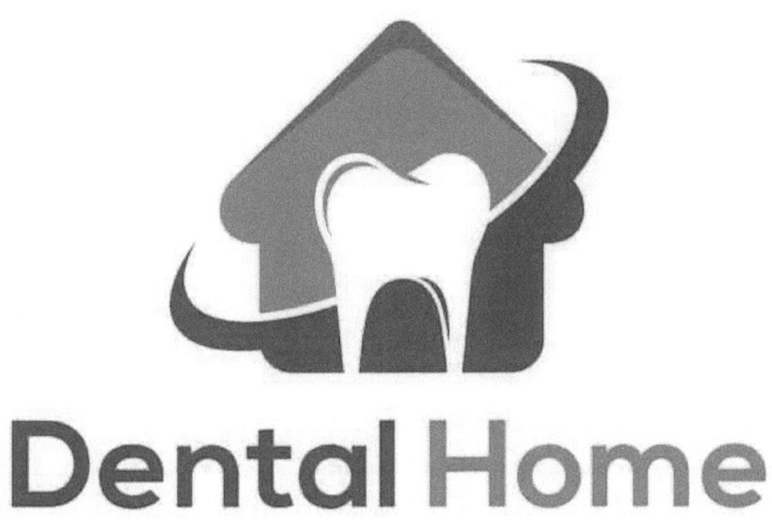
Dental Home

Conteúdo

INTRODUÇÃO

"O lar é o único lugar no mundo onde os corações estão seguros uns dos outros. É o lugar da confiança. É o lugar onde arrancamos a máscara de frieza cautelosa e desconfiada que o mundo nos obriga a usar em autodefesa, e onde derramamos as comunicações sem reservas de corações plenos e confidentes. É o lugar onde as expressões de ternura jorram sem qualquer sensação de constrangimento e sem qualquer medo do ridículo". - Frederick W Robertson

O Dental Home é um conceito que vem da Academia Americana de Pediatria - "Medical home".[1]

Um "Lar Médico" é um consultório de pediatria onde a criança tem uma relação com o médico de família e o prestador de cuidados. Está bem estabelecido que as crianças que têm um lar médico são **mais saudáveis, têm menos hospitalizações e visitas às urgências, bem como doenças crónicas mais bem geridas.** Isto deve-se à abordagem "centrada no doente / centrada na família" do domicílio médico, em que os médicos são responsáveis pelo desenvolvimento de parcerias sustentadas com os doentes e as famílias para dar resposta à maioria das suas necessidades de cuidados de saúde.[1]

À semelhança do lar médico, o lar dentário oferece aos pacientes cuidados abrangentes, contínuos e baseados na prevenção, que são acessíveis, centrados na família, compassivos e culturalmente competentes .[1]

O lar dentário deve ser estabelecido o mais tardar aos 12 meses de idade para ajudar as crianças e as suas famílias a instituir uma vida inteira de boa saúde oral. Um lar dentário aborda a orientação antecipada e os cuidados de saúde oral preventivos, agudos e abrangentes e inclui o encaminhamento para especialistas dentários quando apropriado .[2]

- Os pais podem contar com apoio profissional e orientação antecipada para garantir que os seus filhos tenham uma boca saudável.
- Os médicos podem fornecer abordagens preventivas personalizadas para as crianças, com base no historial das suas famílias, no exame oral e nos factores de risco identificados. Estes factores de risco incluem **a história clínica, os hábitos alimentares, a medicação, a disponibilidade de flúor e as atitudes dos pais .[3]**

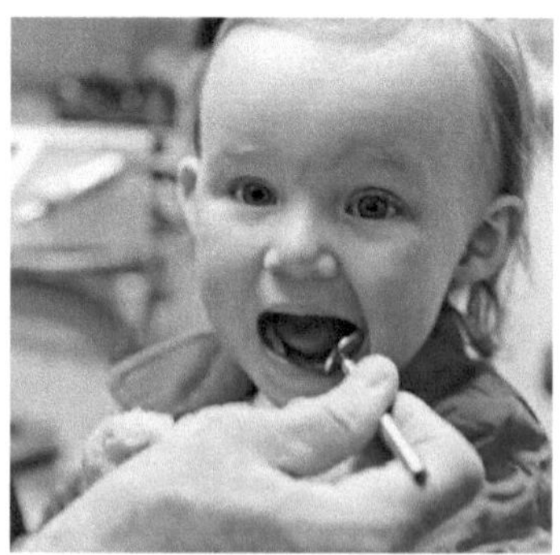

A **Academia Americana de Odontopediatria (AAPD)** desenvolveu uma política sobre o **domicílio dentário** que foi adoptada pela primeira vez em **2001** e revista em **2004.** A definição afirma :[4]

"O domicílio dentário é a relação contínua entre o dentista e o paciente, incluindo todos os aspectos dos cuidados de saúde oral prestados de uma forma abrangente, continuamente acessível, coordenada e centrada na família. O estabelecimento de um lar dentário começa, o mais tardar, aos 12 meses de idade e inclui o encaminhamento para especialistas dentários, quando apropriado.[4] **"**

Necessidade de um lar dentário

Os benefícios do domicílio dentário são substanciais e intuitivos, embora ainda não tenham sido comprovados pela investigação, e incluem uma ênfase crescente na prevenção e na gestão das doenças, avanços na adaptação dos cuidados às necessidades individuais e melhores resultados em termos de saúde a custos mais baixos. No entanto, certas forças ambientais podem afetar a implementação do domicílio dentário.

Alguns destes factores são os seguintes:

1. O advento da medicina social nos cuidados de saúde pediátricos

2. Alargar os conhecimentos sobre o risco de cárie na primeira infância e a gestão da doença

3. Tendências das disparidades em matéria de saúde oral e de cuidados dentários e as forças que as provocam

4. Necessidades sentidas de serviços dentários e outros obstáculos à utilização do domicílio dentário

5. A medicina dentária como profissão de saúde independente

6. Sistema de capacidade dentária para todas as crianças, incluindo as que têm necessidades especiais .[1]

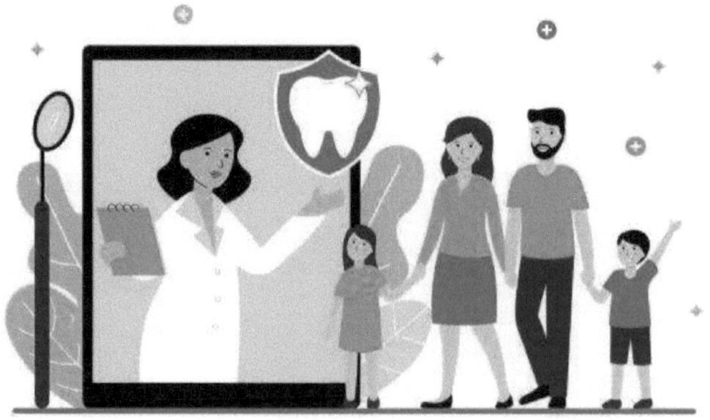

Conceito de lar dentário

O conceito de "Lar dentário" provém de **"Lar médico"**.

No centro da **Casa Médico-Dentária** Centrada no Paciente **(PCM-DH)** está uma relação de confiança entre o paciente e o seu prestador de cuidados pessoais, que lidera uma equipa para dar resposta às necessidades do paciente. Geralmente, este prestador é um médico de cuidados primários; no entanto, no caso dos cuidados dentários, é um dentista.

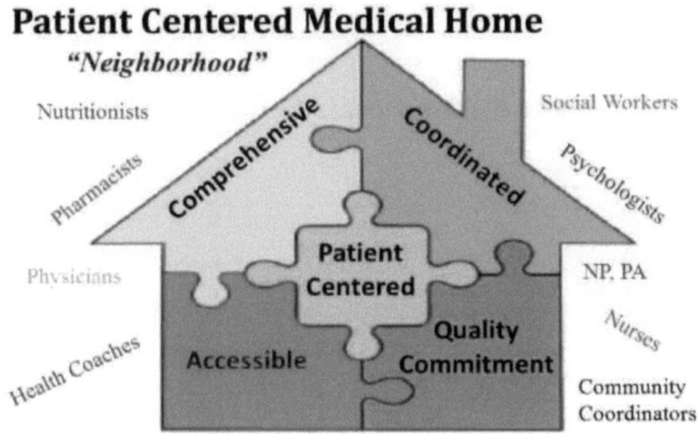

Academia Americana de Pediatria (AAP), 1992 [5]

A ***Academia Americana de Pediatria*** (AAP) propôs uma definição de lar médico em ***1992,*** sob a forma de uma declaração de política. O conceito essencial é que os cuidados médicos de crianças de todas as idades são mais bem geridos quando existe uma relação estabelecida entre um médico que conhece bem a criança e a sua família . [5]

Esta relação promove cuidados que são acessíveis, coordenados e compassivos e que encorajam a responsabilidade e a confiança mútuas. O domicílio médico também pressupõe que o médico que cuida da criança tem uma boa formação e é capaz de supervisionar a saúde e gerir a doença.

O domicílio médico torna-se o local onde uma criança recebe **instruções preventivas, imunizações, aconselhamento e orientação antecipatória .**[5]

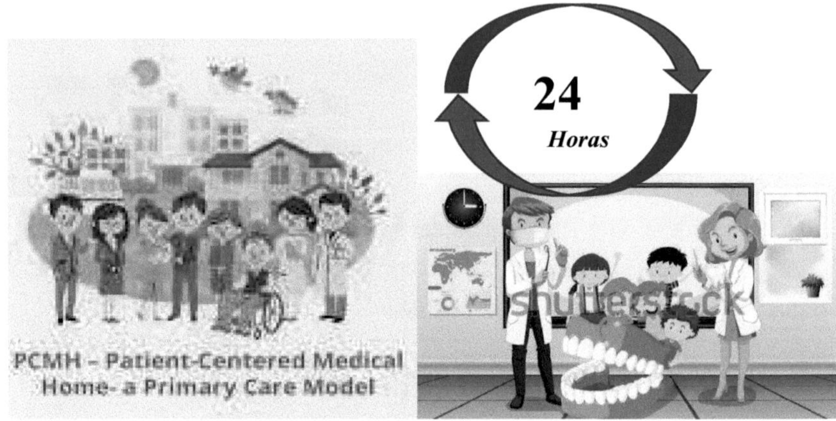

Casa do médico Casa do dentista

Os cuidados dentários preventivos precoces promovem a saúde oral, tendo a AAPD declarado que "o estabelecimento de um domicílio dentário pode seguir o modelo do domicílio médico como uma alternativa rentável e de maior qualidade aos cuidados de saúde em situações de emergência"[2] .

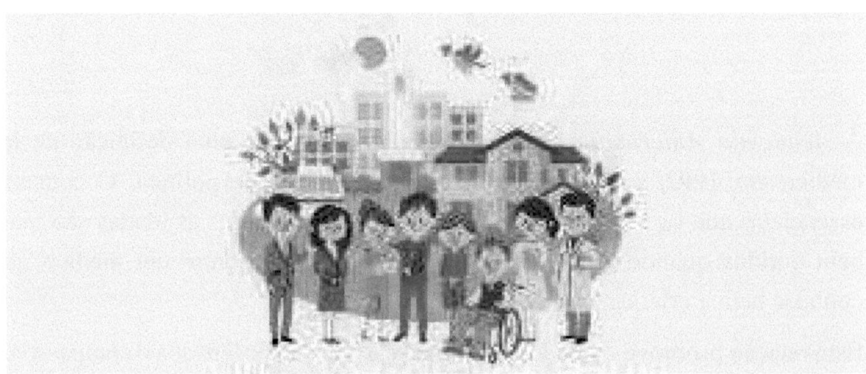

BENEFÍCIOS DA INTERVENÇÃO PRECOCE

- O Dental Home abraça a importância da intervenção precoce com estratégias preventivas óptimas escolhidas com base no risco do paciente e encorajaria **a primeira visita ao dentista** por volta de **1 ano de idade**.
- As Recomendações **da AAPD** para Cuidados Preventivos Periódicos fornecem uma estrutura para o profissional desenvolver políticas de tratamento de uma forma eficaz.
- ***Doykos*** sugere que a associação precoce com um dentista tem benefícios na **redução dos custos dos cuidados de saúde, em comparação com as pessoas que adiam a primeira visita ao dentista.**
- ***Grembowski*** e ***Milgrom*** afirmaram que o Access to Baby and Child Dentistry (ABCD) aumentou a utilização de serviços preventivos, com prevenção primária e orientação antecipada. O programa ABCD dá formação às famílias e aos dentistas para gerirem as crianças pequenas e os seus cuidados de saúde oral.
- O atraso na primeira consulta dentária pode levar a uma maior necessidade de serviços de tratamento .[1]

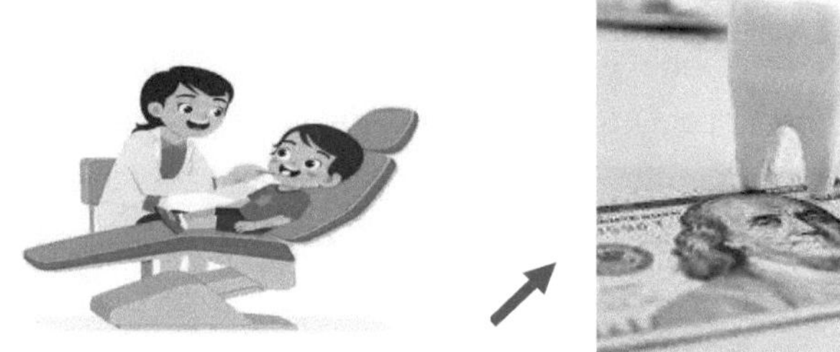

Requisitos dos lares dentários

Acesso aos cuidados

As residências dentárias têm de ser sensíveis à forma como o nível financeiro da família, a educação e a situação do seguro de saúde afectam o acesso aos cuidados e estão diretamente relacionados com o custo dos cuidados. As famílias estão frequentemente a adiar o início de um "lar dentário" porque não podem pagar os serviços de saúde oral.

Qualidade dos cuidados

O facto de os profissionais de saúde oral oferecerem cuidados não garante sempre a sua qualidade, o que realça a importância de distinguir entre lares dentários "de uma estrela" e "de cinco estrelas".

Coordenação dos cuidados

A coordenação de cuidados para crianças em lares dentários é um serviço que liga as crianças e as suas famílias a cuidados abrangentes e a recursos comunitários. Um elemento-chave da coordenação dos cuidados é a identificação de um coordenador principal, que pode ser um dentista, um prestador de cuidados de saúde oral de nível intermédio (por exemplo, higienista dentário, terapeuta dentário), um profissional de saúde dos cuidados primários ou um membro da família. Em todos os casos, um coordenador deve ser capaz de navegar no sistema de cuidados de saúde.

Cuidados preventivos

É importante erradicar o conceito "The Treatment-Only" do lar dentário e, em vez disso, criar um conceito de prestação de cuidados preventivos. De acordo com este modelo, as residências dentárias prestariam serviços de proximidade, avaliação de riscos, cuidados preventivos e educação, entre outros serviços . [6]

Caraterísticas ideais da casa dentária

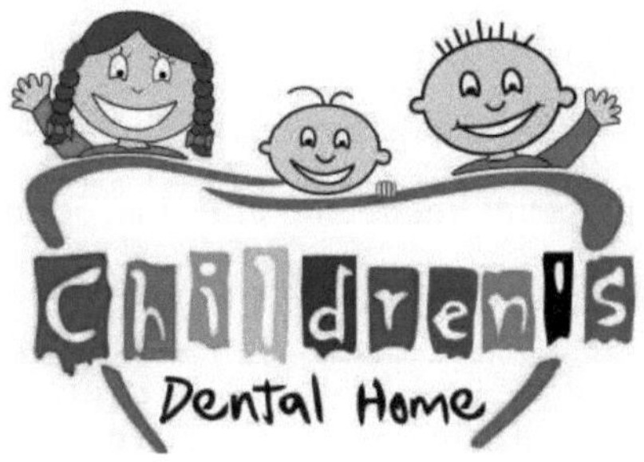

1. **Acessível**
2. **Centrado na família**
3. **Contínuo**
4. **Abrangente**
5. **Coordenado**
6. **Compassivo**
7. **Culturalmente competente.**

1. acessível

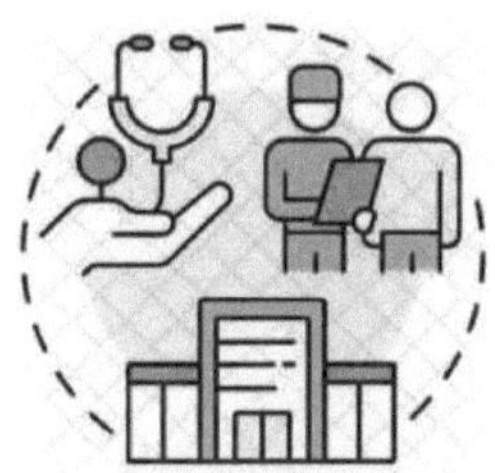

- Cuidados prestados na comunidade da criança
- Todos os seguros são aceites e as alterações de cobertura são aceites

Vantagem

1. A fonte de cuidados é próxima de casa e acessível à família
2. Mínimo incómodo com o pagamento
3. Gabinete preparado para tratamento em situações de emergência
4. O Gabinete não é parcial no tratamento de crianças com necessidades especiais
5. Os dentistas conhecem as necessidades e os recursos da comunidade.

2. centrado na família

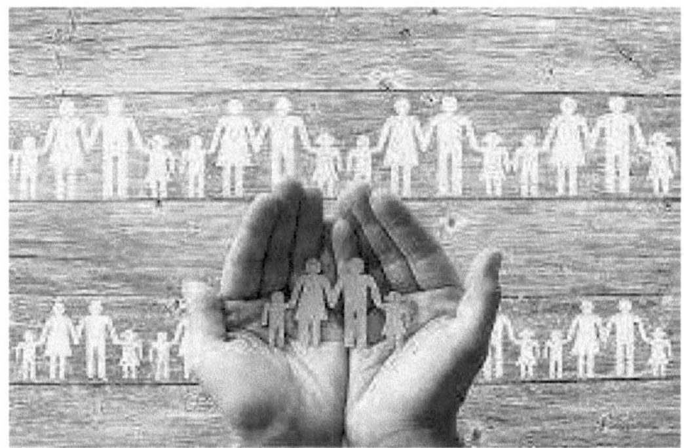

- Reconhecimento da centralidade da família
- As informações completas e imparciais são partilhadas de forma contínua.

Vantagens

1. Baixa ansiedade dos pais ou da criança, melhora os cuidados
2. Os protocolos de cuidados são confortáveis para a família
3. É definido o papel adequado dos pais nos cuidados domiciliários.

3.Contínuo

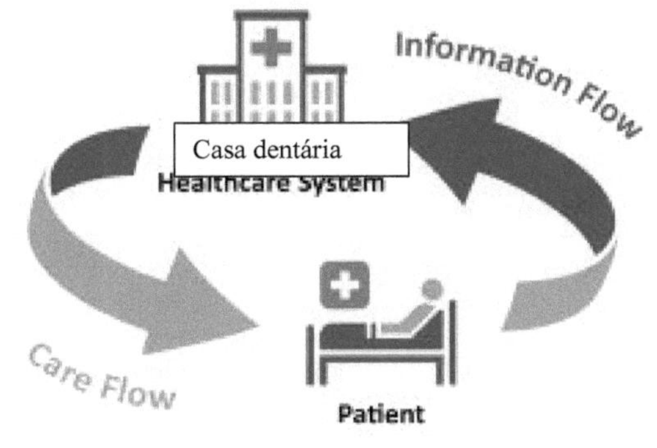

- Os mesmos prestadores de cuidados primários desde a infância até à adolescência.

  Vantagens

1. Os intervalos de recolha adequados baseiam-se nas necessidades da criança
2. A criança é objeto de cuidados contínuos
3. É possível a coordenação de tratamentos dentários complexos
4. União Europeia com lar médico para crianças com necessidades de saúde especiais

4.Compreensivo

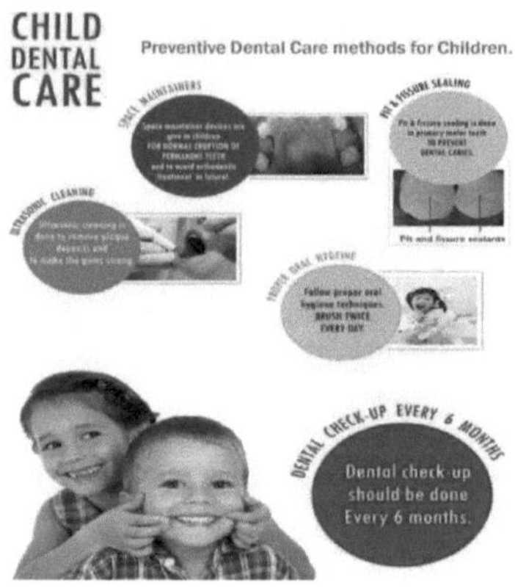

- Cuidados de saúde disponíveis 24 × 7
- Prestação de cuidados preventivos, primários e terciários.

Vantagens

1. Acesso de emergência assegurado.

5. coordenado

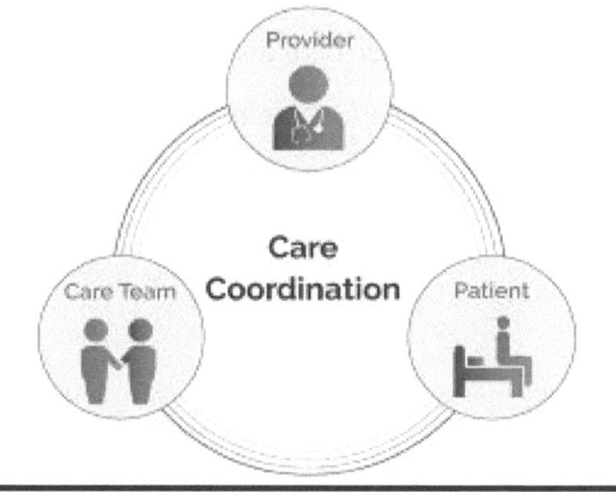

- Famílias ligadas a serviços de apoio, educação e comunitários.

Vantagens

1. Ligações entre escolas, oficinas e terapias estabelecidas e conhecidas (tratamento da fenda palatina).

6. compassivo

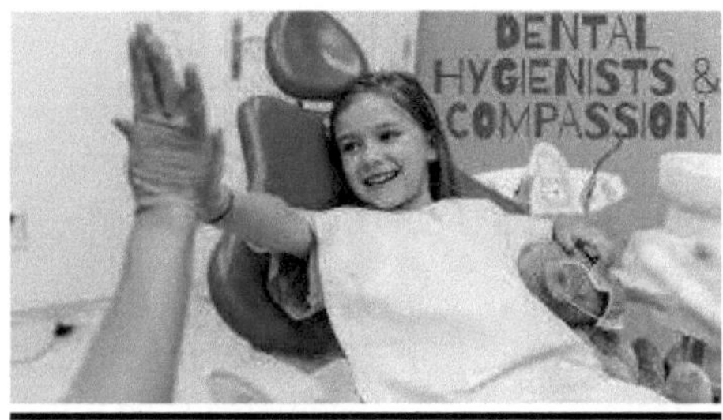

- Expressou e demonstrou preocupação com a criança e a família.

Vantagem

1. Estabelecimento de uma relação dentista-criança
2. Relação familiar estabelecida
3. As crianças ficam menos ansiosas devido à familiaridade.

7. culturalmente competente

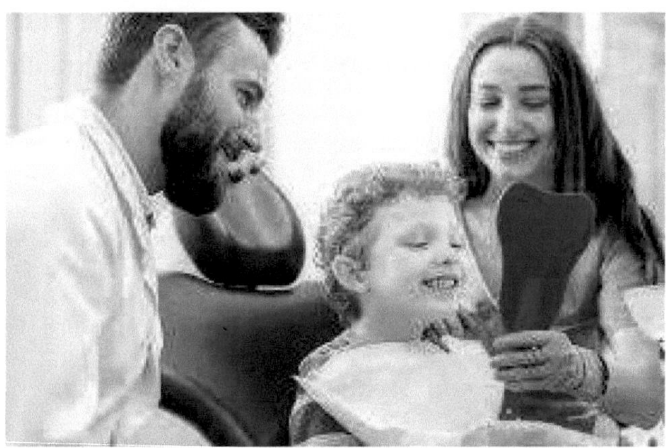

- O contexto cultural é reconhecido, valorizado e respeitado.

Vantagens

1. Recursos especializados conhecidos e disponibilizados
2. O pessoal pode falar outras línguas e conhecer a terminologia dentária .[2]

Princípios que orientam o conceito de domicílio dentário

1. primeira consulta dentária

A AAPD recomenda que a primeira visita da criança seja feita, o mais tardar, ao 1.º ano de idade, mas de preferência aquando da erupção do primeiro dente.

Ao visitar o dentista nessa altura, pode estabelecer-se um Lar Dentário e a orientação antecipatória passa a fazer parte da experiência total de cuidados de saúde da criança.

Nowak, em 1997, afirmou que o objetivo da primeira visita de supervisão oral é avaliar o risco de doenças dentárias, iniciar um programa preventivo, fornecer orientação antecipatória e decidir sobre a periodicidade das visitas subsequentes .[3]

Posicionamento do bebé e da criança

Posicionamento da criança pequena:

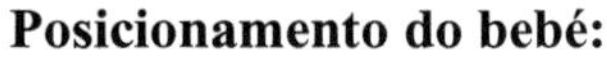

Posicionamento do bebé:

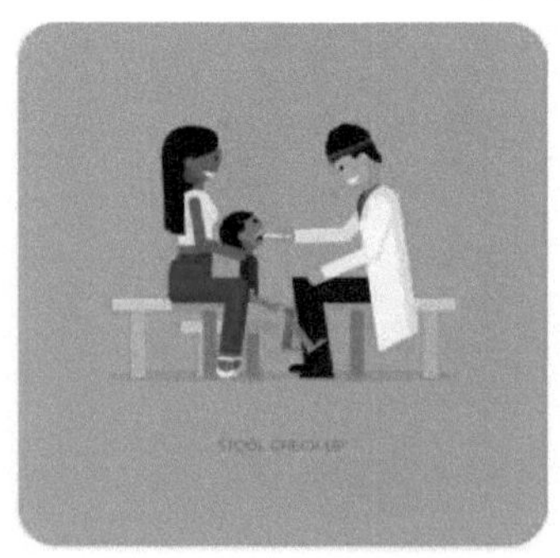

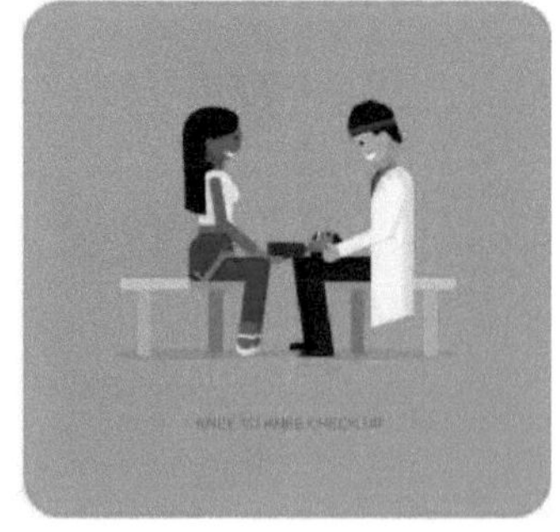

A visita ao dentista na primeira idade permite a prevenção e a identificação precoces da doença dentária, maximizando a utilização de técnicas conservadoras e não cirúrgicas de gestão da cárie, como o diamino fluoreto de prata (SDF) e o verniz fluoretado, para a prevenção e contenção precoce da cárie. A cárie dentária continua a ser a doença crónica mais comum na infância, quatro vezes mais prevalente do que a asma. Os inquéritos nacionais indicam que mais de 50% das crianças ainda têm cáries nos seus dentes primários . [7]

Posicionamento do bebé:

- Ambiente não ameaçador.
- A visita deve ser concluída em cinco minutos para a maioria das crianças.
- Começa com a recolha do historial médico e dentário da criança e do seu principal prestador de cuidados.
- Para a maioria das crianças, com idades compreendidas entre os 6 e os 18 meses, o exame dentário e oral propriamente dito é mais frequente e convenientemente efectuado na posição "joelho a joelho", em que a criança se senta ao colo dos pais e se inclina para trás para o colo do dentista para ser examinada.
- Posicionamento do joelho ao joelho: permite que a criança veja os pais durante todo o exame, enquanto os pais podem observar diretamente os resultados e receber instruções de higiene, ajudando suavemente a criança a estabilizar a criança durante o exame .[7]

Posicionamento do bebé:

- Para crianças com cerca de dois anos de idade (19-30 meses), a modificação do "exame dentário nas fezes" parece funcionar muito melhor.
- Nesta idade, as crianças são um pouco mais independentes e muitas são capazes de cooperar durante grande parte da visita se lhes for permitido manter algum sentido de controlo.
- Nesta abordagem, a criança senta-se num banco de bebé em frente do prestador de cuidados e inclina a cabeça para trás no colo do prestador de cuidados.
- A maioria das crianças com mais de 30 meses é capaz de se sentar numa cadeira dentária normal para o exame oral e limpeza típicos .[7]

As consultas dentárias precoces podem evitar o sofrimento, reduzir os dólares gastos em futuros serviços dentários cirúrgicos e de emergência e maximizar as hipóteses de as crianças crescerem com sorrisos saudáveis e felizes. Incluir serviços dentários para crianças com menos de três anos de idade como parte dos benefícios obrigatórios de diagnóstico e tratamento de rastreio precoce e periódico e garantir um reembolso competitivo para serviços dentários preventivos precoces são duas formas de aumentar o acesso a serviços dentários importantes para crianças a partir de um ano de idade .[8]

A cárie dentária continua a ser um grande desafio

Segundo a Organização Mundial de Saúde (OMS), o Global Oral Health Status Report (2022) estimou que as doenças orais afectam aproximadamente 3,5 mil milhões de pessoas em todo o mundo, sendo que 3 em cada 4 pessoas afectadas vivem em países de rendimento médio. A nível mundial, cerca de 2,4 mil milhões de pessoas sofrem de cáries dentárias nos dentes permanentes e 514 milhões de crianças sofrem de cáries nos dentes primários. Centenas de milhões de crianças perdem os dentes de leite devido a esta doença .[9,10]

Vantagens das consultas dentárias precoces:

1. as consultas dentárias precoces para bebés e suas famílias oferecem uma oportunidade para educar e informar os pais sobre a saúde oral dos seus filhos. Na orientação dentária antecipada, os prestadores de cuidados de saúde aconselham os cuidadores sobre a higiene oral dos bebés, as terapias com flúor em casa e no consultório, as práticas dietéticas e a avaliação do risco de cárie.

2. discutem informações relativas aos hábitos orais e à prevenção de lesões dentárias adaptadas à idade e ao estádio de desenvolvimento de cada criança .[11]

3. os exames dentários na infância identificam a doença precocemente e maximizam a utilização de técnicas conservadoras e não cirúrgicas de gestão da cárie, incluindo o SDF e o verniz de flúor para travar precocemente a lesão e a remineralização .[12]

4. As terapias conservadoras podem atrasar ou evitar qualquer necessidade de intervenção cirúrgica, minimizando assim o risco de resultados adversos, eliminando ou adiando técnicas de gestão do comportamento mais extremas e que exigem mais recursos, como a sedação moderada e profunda e a anestesia geral (AG) .[13]

2. orientação antecipada em medicina dentária

A orientação antecipatória, tal como é utilizada nos cuidados de saúde pediátricos, é o processo que consiste em fornecer aos pais informações práticas e adequadas em termos de desenvolvimento sobre a saúde das crianças, antecipando **marcos importantes a nível físico, emocional e psicológico.**

A informação fornecida pela orientação antecipatória orienta os pais, alertando-os para mudanças iminentes e ensinando-lhes o seu papel na maximização do potencial de desenvolvimento dos seus filhos, ajudando-os também a identificar as necessidades especiais dos seus filhos.

No domínio da pediatria, este conceito de orientação antecipada foi estabelecido através das "Visitas de Bem-Estar Infantil".[14]

A informação fornecida através da orientação antecipatória é bem recebida pelos pais porque o processo de questionamento pelo prestador de serviços pediátricos dá aos pais a oportunidade de falarem sobre o seu filho e também de esclarecerem as suas dúvidas .[14]

Trata-se de um novo paradigma para melhorar o crescimento e o desenvolvimento, a prevenção das cáries e a saúde oral em geral. Alarga o alcance da medicina dentária a áreas de orientação antecipatória que têm implicações na saúde oral das crianças .[7]

Áreas de orientação antecipada[7]

Content area	Dentist's role
Oral development	
Gumpads to completion of primary dentition	Discuss the pattern of eruption Discuss the myths about unhygienic habits practised during teething. Educate the parents about teething facts
Establishment of occlusion	Discuss the importance of primary teeth Discuss bruxism and its consequences
Fluorides	
Importance of topical and systemic fluorides	Recommendation against topical fluoride use till 3 yrs of age. Assess fluoride status and discuss supplements if needed.

Content area	Dentist's role
Oral hygiene/ health	
Care of gumpads	Clean the gumpads with a soft clean cloth after each feeding
Mouth cleaning techniques	Instruct the parent about use of soft brush and pea sized toothpaste. Brushing technique
Periodicity of dental visits	Educate the parents
Habits	
Non-nutritive sucking	Pacifier usage
Thumb-sucking	Discuss the ill-effects

Content area	Dentist's role
Nutrition and diet	
Baby bottle decay pattern	Feeding practices
Importance of diet	Sugar intake
Injury prevention	
Oral trauma	Referral Baby walker Car seat belt Not to be left alone. Safety measures at home.

A Orientação Antecipada em Medicina Dentária fornece educação sobre saúde oral, exames profissionais, procedimentos preventivos e instruções dietéticas desde aproximadamente os 6 meses até aos 2 anos de idade.

É um programa passo a passo ensinado pelos profissionais de medicina dentária num consultório a quem procura cuidados e é adaptado a cada criança específica.

É um procedimento demorado que inclui, mas não se limita a, exames orais. São dadas profilaxia, análise da dieta, instruções de cuidados em casa, orientação cronológica para a escovagem dos dentes, suplemento de flúor (tópico e sistémico) e instruções gerais de alimentação[14] . O plano de suplementação de flúor foi modificado, reduzindo a dose diária do nascimento aos 2 anos de idade de 0,5 para 0,25 mg .[7]

Concentração recomendada de fluoreto na água potável[7]

Idade	Concentração de fluoreto na água potável		
	<0,3ppm	0,3-0,6ppm	**> 0,6ppm**
Nascimento - 6 meses	-	-	=
6 meses - 3 anos	0,25 mg	-	=
3-6 anos	o.5mg	0,25 mg	=
6-16 anos	1,0 mg	0,5 mg	=

Orientação cronológica para a escovagem dos dentes (AAPD)

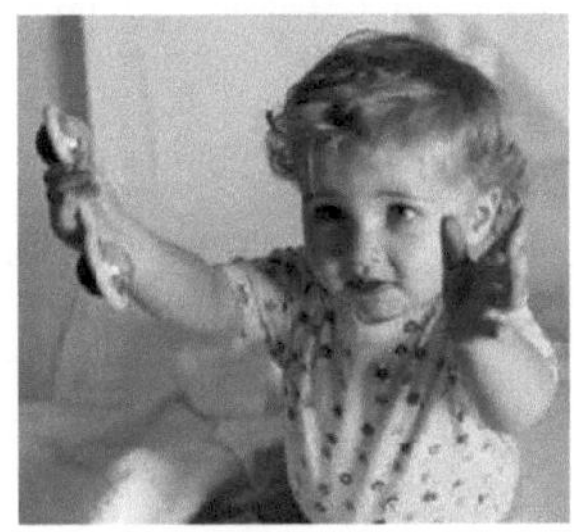

- **<1-2 anos**

  -Limpar os dentes com um pano ou uma escova de dentes macia uma vez por dia

  -Molho de pasta de dentes fluoretada

- **2-6 anos**

  -Escovar com uma quantidade do tamanho de uma ervilha de pasta fluoretada duas vezes por dia

  -O prestador de cuidados actua

- **>6 anos**

  - Escovar com pasta fluoretada duas vezes por dia

  -O prestador de cuidados efectua ou supervisiona[11]

Orientação antecipatória em diferentes faixas etárias[7]

Idade	Discussão Desenvolver objectivos	Informação sobre nutrição e alimentação	Higiene oral	Informações sobre o flúor	Prevenção de traumas	Hábitos Comportamento e problemas
Nascimento-6 meses	Erupção de 1st dente	Biberão e cáries de amamentação	Limpar os dentes com uma escova macia/gaze	Mecanismo e papel do flúor na prevenção das cáries	Rever o que fazer se o doente tiver uma lesão traumática Fornecer o número de emergência	Dentição, sucção não nutritiva, Transmissão de S mutans
12 meses	Rever o padrão de erupção	Abandono do biberão e dos copos com canudinho, consumo de açúcar,	Utilização de escova de dentes dentífricos e técnica	Dosagem de fluoreto, problema de conformidade, fluoreto na dieta, toxicidade e armazenamento	Prevenção de traumatismos, confirmar o acesso de emergência	Rever a utilização de chupetas, sinais orais de abuso infantil
18 meses	Rever o padrão de erupção	Nutrição e snacks, segurança (aspiração)	Problema de conformidade	Revisão e atualização do estado do flúor	Queimaduras as eléctricas orais, casa à prova de crianças	Reação da criança a uma consulta dentária
2 anos	Oclusão, apinhamento, espaçamento, perda de espaço, sobremordida, sobressaliência		Assistência parental na higiene oral	Revisão do estado do flúor		Instruções em caso de emergência dentária
3 anos	Dentição primária completa, Desgaste oclusal e bruxismo			Estado do flúor		Ansiedade de separação, papel das radiografias no diagnóstico da cárie
4 anos					Debate sobre a segurança das bicicletas	Chuchar no polegar e nos dedos

5 anos	Esfoliação dos dentes	Lanche na escola			Garantir a gestão do trauma na escola	Redução da sucção de dígitos, se for um problema
6 anos	Erupção de 6. oclusão, ortopedia no âmbito da saúde dentária da criança		Vedantes, flosing	Certificar-se da disponibilidade de flúor	Segurança desportiva, protecções bucais, meios de transporte para dentes avulsionados	O papel da cárie dentária no desempenho escolar
8 anos	Fase do patinho feio		Desmamar a criança da supervisão parental direta da higiene oral e passar a uma intervenção periódica		Debate sobre a segurança das bicicletas	Chuchar no polegar e nos dedos
10 anos	Cobrir as restantes fases do desenvolvimento dentário	Lanche	Selantes para 2nd molares	Rever o estado do flúor	Garantir a gestão do trauma na escola	Falar sobre os harmónicos e o seu efeito na cavidade oral
12 anos	Rever a oclusão do padrão de erupção,		A criança torna-se responsável pela sua própria higiene oral			Incentivar o conhecimento sobre a saúde geral e oral
16 anos	Erupção de 3 molares					Conhecimento da sua própria saúde oral
18 anos	Alterações gerais da dentição, ATM	Snacking				Necessidade de visitas e revisões regulares

Calendário de recolha[7]

Período de recolha	Achados clínicos	Alimentação / Padrão de dieta	Desenvolvimento dentário
3 meses	Descalcificação do esmalte Acumulação considerável de placa bacteriana Amelogénese/ Dentinogénese imperfeita	Utilização do biberão na hora de dormir/da sesta Como chupeta Após os 20 meses de idade Petiscos frequentes	Influência mínima
6 meses	Contacto posterior proximal Sem limpeza dentária anterior Apinhamento da dentição primária Acumulação moderada de placa bacteriana	Dieta / lanche relativamente cariogénico	2nd erupção do molar primário prevista para daqui a 6 meses
12 meses	Espaçamento generalizado Boa higiene oral Anatomia oclusal superficial	Bom hábito alimentar com baixo potencial cariogénico	2nd erupção do molar primário prevista para 12 meses.

Vantagens da orientação antecipada em medicina dentária

1. Os dentistas ocupados e os seus pacientes beneficiam de um programa baseado na orientação antecipada através de práticas que promovem a prevenção de lesões e doenças orais na infância.
2. A natureza inerente a este programa clínico é facilmente aprendida pelo pessoal clínico a todos os níveis
3. A orientação antecipatória estabelece uma interação entre o médico e os pais
4. A orientação antecipada resolve um problema motivacional consagrado pelo tempo, encontrado nos programas tradicionais baseados em doenças - a repetição da mesma mensagem simplista
5. A aplicação da orientação antecipatória à educação preventiva dentária é uma forma organizada de todos os prestadores de cuidados dentários aproveitarem a atenção dos pais e serem mais bem sucedidos na medicina dentária preventiva .[1]

CHILD DENTAL HEALTH CARE
START BRUSHING, AT THE ERUPTION OF FIRST TOOTH ITSELF.
AFTER BOTTLE MILK FEEDING, WASH /OR BRUSH YOUR CHILD'S MOUTH THROUGHLY.
WASH AFTER EVERY MEAL
AVOID JUNK FOOD & IN-BETWEEN SNACKS
AVOID SWEET ,STICKY FOODS
DENTAL CHECK-UP EVERY 6 MONTHS
Healthy Teeth !
Happy Life !

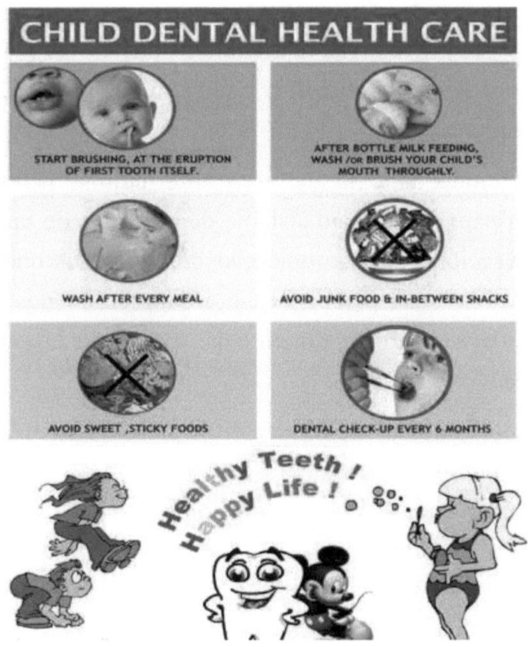

Casa dentária para crianças com cuidados de saúde especiais

Sistema de capacidade dentária para todas as crianças, incluindo crianças com necessidades especiais de cuidados dentários

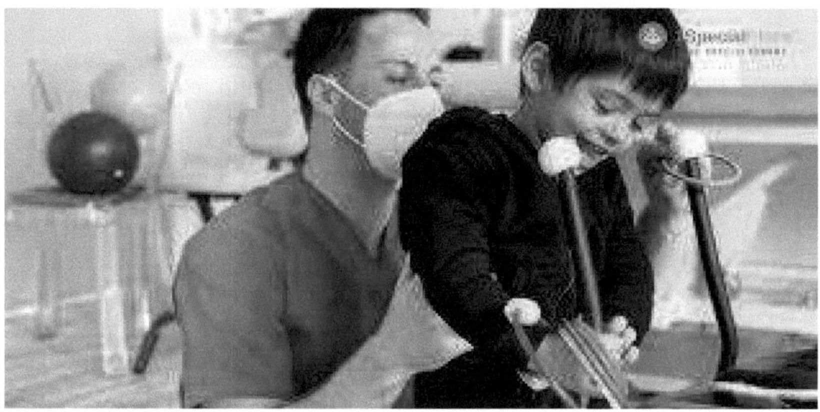

Um lar dentário deve ser estabelecido até aos 12 meses de idade, especialmente para crianças com SHCN. O lar dentário oferece uma oportunidade de implementar práticas preventivas individualizadas de saúde oral, ajuda a estabelecer cuidados dentários de rotina e reduz o risco da criança de doenças dentárias/orais evitáveis .[15]

Os prestadores de cuidados, para além dos enfermeiros, médicos e dentistas, desempenham um papel crucial no sistema de cuidados de saúde pediátricos. Têm um papel excecional na comunicação dos cuidados que os seus filhos especiais recebem. As suas percepções e compreensão dos obstáculos aos cuidados podem diferir significativamente das percepcionadas pelos clínicos e decisores políticos.

Delinear as percepções dos pais é fundamental para desenvolver programas e intervenções para diminuir os obstáculos e é vital para o estabelecimento de cuidados centrados no doente .[16]

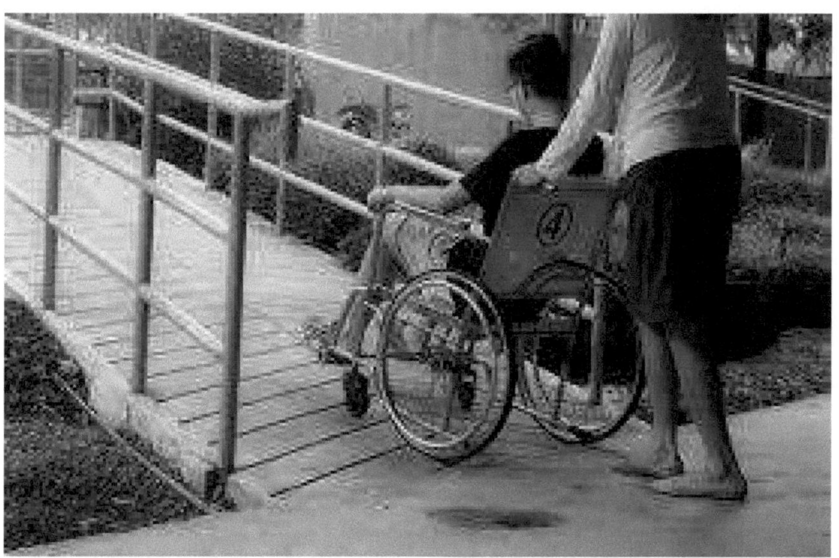

rampas para cadeiras de rodas para facilitar o acesso

A intervenção precoce com medidas preventivas pode ser crucial na prevenção de cáries dentárias em crianças com necessidades especiais. O rastreio da saúde oral pode ser efectuado em consultas clínicas de rotina.

Sabe-se que uma saúde oral deficiente afecta totalmente a saúde geral e a qualidade de vida de uma criança especial. Se não for bem gerido atempadamente, este problema pode alargar-se e levar a um aumento substancial do custo dos cuidados dentários posteriores para as crianças com

necessidades especiais de cuidados de saúde.[17]

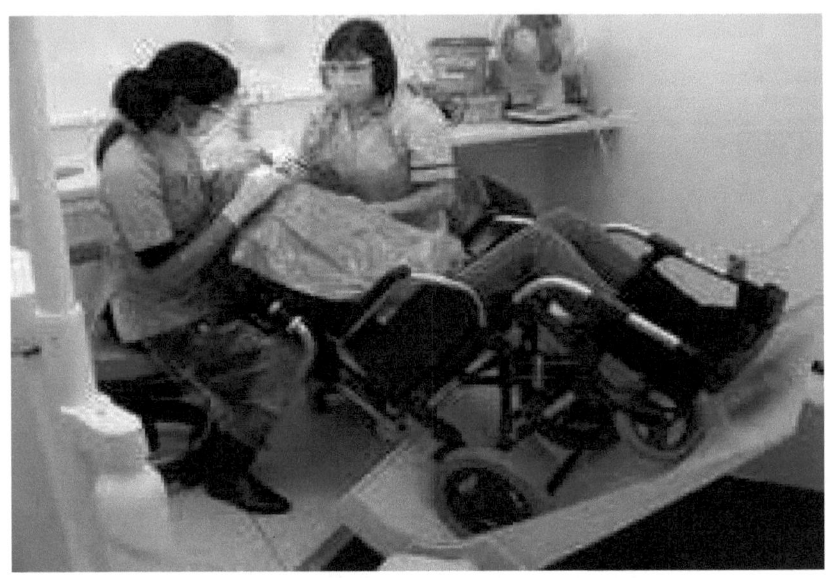

Cuidados dentários para crianças com necessidades especiais

O conceito de Casa Dentária estende-se a crianças mais velhas, bem como a bebés e crianças pequenas, mas é mais promissor em termos de impacto se se centrar nas crianças com necessidades especiais .[17]

Recomendações para a criação de uma "Casa Dentária para Crianças com Necessidades Especiais de Cuidados de Saúde" pela AAPD [2023]

A redução do risco de desenvolvimento de doenças orais é uma parte integrante dos cuidados de saúde oral abrangentes para crianças com *necessidades especiais de cuidados de saúde* (SHCN). Os objectivos dos cuidados incluem:

(1) Estabelecer o domicílio dentário numa idade precoce.

(2) Obtenção de um historial médico, dentário e social completo do paciente

(3) Criar um ambiente propício à prestação de cuidados à criança

(4) Fornecer educação abrangente em matéria de saúde oral e orientação antecipatória à criança e ao prestador de cuidados

(5) Prestação de serviços preventivos e terapêuticos, incluindo orientação comportamental e uma abordagem multidisciplinar, quando necessário.

(6) A atenção aos pormenores é importante para todos os aspectos dos cuidados, incluindo a marcação de consultas, a avaliação, o planeamento do tratamento, o consentimento, a educação e a orientação antecipatória, o tratamento, as chamadas de atenção e a transição dos cuidados quando o doente atinge a idade adulta .[15]

Transição para a medicina dentária de adultos

- Quando os pacientes com SHCN atingem a idade adulta, as suas necessidades de cuidados de saúde oral podem ultrapassar o âmbito da prática do dentista pediátrico. A transição bem-sucedida dos cuidados dentários pediátricos para os cuidados dentários dos adultos é essencial para a continuidade dos cuidados e para a melhoria dos resultados a longo prazo das crianças com NCCS.
- A educação e a preparação antes da transição para um dentista que tenha conhecimentos e se sinta à vontade tanto no que diz respeito às necessidades de saúde oral dos adultos como à gestão das NSC são importantes.
- Até que a nova residência dentária seja estabelecida, o paciente deve manter uma relação com o atual prestador de cuidados e ter acesso a serviços de emergência.
- Nos casos em que a transição não é possível ou desejada, o domicílio dentário pode permanecer com o dentista pediátrico, que deve recomendar encaminhamentos adequados para cuidados dentários especializados, conforme necessário.
- Uma transição coordenada de um lar dentário pediátrico para um lar dentário para adultos é fundamental para prolongar o nível de saúde oral e a trajetória de saúde estabelecida durante a infância .[15]

Importância do domicílio dentário - AAPD

Ao estabelecerem um Lar Dentário e ao tomarem medidas preventivas recomendadas pelo dentista pediátrico, os pais podem evitar que os seus filhos contraiam cáries na primeira infância, que são cáries dentárias extensas e devastadoras que resultam em dor, incapacidade de crescimento e, em muitos casos, em trabalhos de restauração extensos e dispendiosos .[14]

A AAPD defende

Declaração de política revista: - Em 2023, a AAPD incentiva os pais e outros prestadores de cuidados a ajudarem todas as crianças a estabelecerem um lar dentário até aos 12 meses de idade . [18]

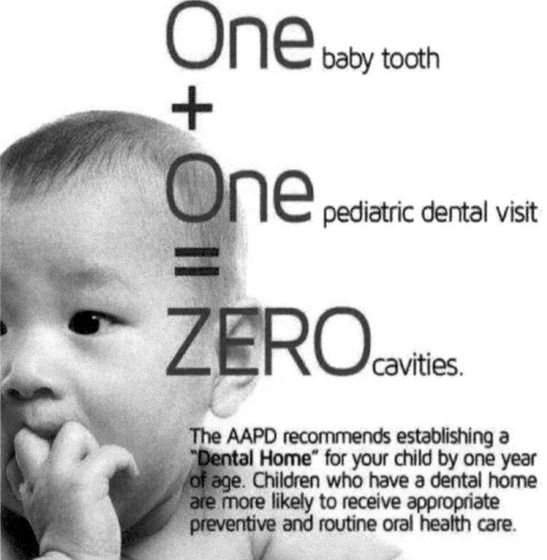

A AAPD reconhece a importância de estabelecer o domicílio dentário para os pacientes pediátricos e deve também fornecer:

- Cuidados seguros, culturalmente sensíveis, individualizados, abrangentes, contínuos, acessíveis, coordenados, compassivos, centrados no paciente e na família, independentemente da raça, etnia, religião, identidade sexual ou de género, situação médica, estrutura familiar ou circunstâncias financeiras.

- Avaliação exaustiva de doenças e condições orais, incluindo cuidados agudos e serviços preventivos, de acordo com os calendários de periodicidade da AAPD.

- Programa de saúde dentária preventiva individualizado baseado numa avaliação do risco de cárie e numa avaliação do risco de doença periodontal .

- Orientação antecipada em matéria de práticas de higiene, desenvolvimento e crescimento oral/dentário, desenvolvimento da fala/linguagem, hábitos não nutritivos, alimentação e nutrição, prevenção de lesões, consumo de tabaco/nicotina, abuso de substâncias, vacinação contra o vírus do papiloma humano e piercing intra-oral/perioral e jóias/acessórios orais.

- Gestão da dor oral aguda/crónica, infeção e acompanhamento a longo prazo de traumatismos dentários agudos

- Informações sobre os cuidados adequados a ter com os dentes, as gengivas e outras estruturas orais da criança. Isto incluiria a prevenção, o diagnóstico e o tratamento de doenças dos tecidos de suporte e circundantes e a manutenção da saúde, da função e da estética dessas estruturas e tecidos.

- Aconselhamento dietético.

- Encaminhamento para especialistas em medicina dentária quando os cuidados não podem ser prestados diretamente no domicílio dentário.

- Transição eficaz de um domicílio dentário pediátrico para um domicílio dentário de adultos, incluindo recomendações precoces aos prestadores de cuidados e colaboração, comunicação e coordenação entre as equipas de cuidados de saúde oral pediátricos e de adultos, a fim de assegurar cuidados abrangentes ininterruptos .[18]

Cuidados dentários contínuos e abrangentes - "Dental Home"

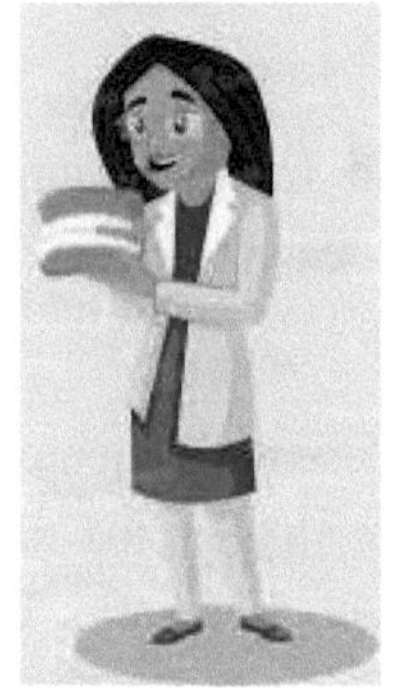

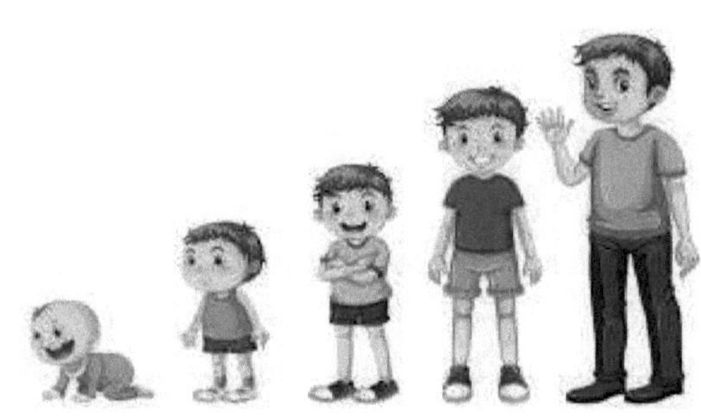

Missões do Lar Dentário pela Academia Americana de Odontopediatria[19]

1	**Uma população sem doenças orais**
2	**Acesso a cuidados de saúde oral adequados para todas as crianças e pacientes com necessidades especiais de cuidados de saúde**
3	**Centrar-se no domicílio dentário**

Serviços prestados pela Dental Home

1. Cuidados de saúde oral abrangentes, incluindo cuidados agudos e serviços preventivos, de acordo com os calendários de periodicidade da AAPD
2. Avaliação exaustiva de doenças e condições orais.
3. Programa de saúde dentária preventiva individualizado baseado numa avaliação do risco de cárie e numa avaliação do risco de doença periodontal.
4. Orientação antecipada sobre questões de crescimento e desenvolvimento (dentição, dígitos ou hábitos de chupeta).
5. Plano para traumatismo dentário agudo.
6. Informação sobre os cuidados adequados a ter com os dentes e a gengiva da criança. Tal incluiria a prevenção, o diagnóstico e o tratamento de doenças dos tecidos de suporte e circundantes e a manutenção da saúde, da função e da estética dessas estruturas e tecidos.
7. Aconselhamento dietético.
8. Encaminhamento para especialistas em medicina dentária quando os cuidados não podem ser prestados diretamente no domicílio dentário
9. Educação sobre o futuro encaminhamento para um dentista .[19]

Desafios comuns no estabelecimento do domicílio dentário

No cenário atual, este é o principal obstáculo ao estabelecimento de um lar dentário onde as crianças são vulneráveis a várias infecções.

- Encontrar dentistas dispostos a servir as famílias
- Alguns dentistas têm relutância em atender crianças pequenas
- Pagar os serviços dentários necessários
- Identificação de recursos para crianças que não têm cobertura
- Custo dos cuidados
- Ultrapassar as barreiras de transporte e outras
- Organização do transporte
- Não comparência/não marcação de consultas
- Serviços limitados em algumas zonas rurais
- Fazer com que os pais compreendam a importância da saúde oral e dos cuidados dentários para as crianças pequenas
- Falta de conhecimentos sobre os cuidados dentários modernos .[20]

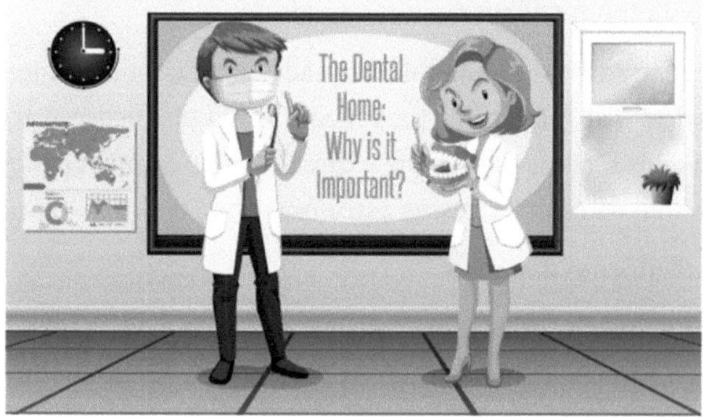

Conceito de lar dentário no cenário indiano

A prevalência de cáries dentárias na Índia é de cerca de 54,16%. Mas a prevalência varia consoante o grupo etário, a localização geográfica, a dentição e o tipo de cárie dentária:

- **Faixa etária**: 52% de prevalência na faixa etária de 3-18 anos e 62% de prevalência na faixa etária de >18 anos
- **Localização geográfica**: 72% de prevalência no oeste da Índia, 57% no norte da Índia, 56% no centro da Índia e 51% no sul da Índia
- **Urbano vs. rural**: prevalência de 58,9% nas zonas urbanas e de 51,4% nas zonas rurais .[10]

No cenário atual, a prevenção tem vindo a aumentar na maioria dos países desenvolvidos devido a uma maior sensibilização e educação para a saúde oral. No entanto, a prevalência da cárie dentária varia consoante a região e o estatuto socioeconómico. O aumento da disponibilidade de cuidados dentários (número de dentistas, institutos de ensino) e os avanços tecnológicos pouco contribuíram para uma verdadeira prevenção . [21]

As doenças dentárias são evitáveis em grande medida; no entanto, acredita-se frequentemente que a prevenção é da responsabilidade do governo e das organizações aliadas e não dos clínicos na prática. Estratégias preventivas definitivas, como a fluoretação da água, a restrição/substituição de substâncias açucaradas, não foram implementadas na Índia devido às complexidades envolvidas nestas questões . [21]

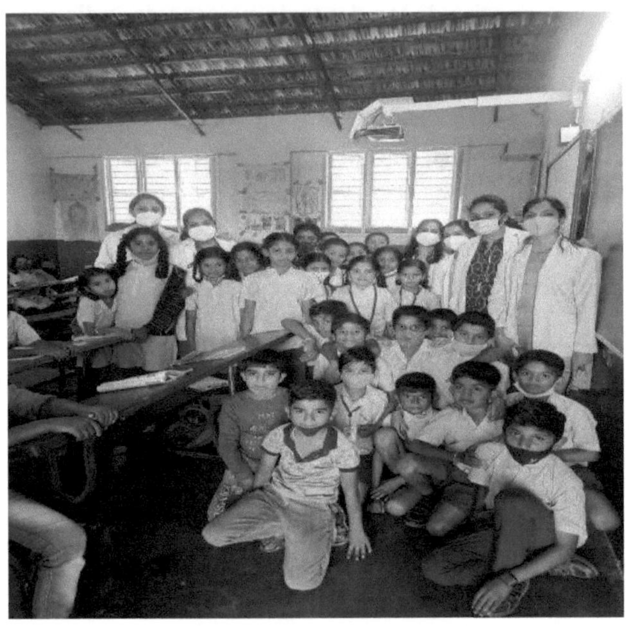

Programa de saúde oral nas escolas

O conceito da AAPD de "Casa Dentária" pode ser modificado para ser designado como **"Casa Dentária"** indiana, que não é mais do que uma ***Clínica de Odontologia Preventiva criada*** para detetar a necessidade de prevenir doenças dentárias num indivíduo ou numa família e defender técnicas preventivas para eles de uma forma específica .[1,21]

Uma Clínica de Odontologia Preventiva tem assim os seguintes objectivos a cumprir, por exemplo

a. Começar cedo em termos de cuidados dentários - ênfase na prevenção primordial e primária
b. Tornar a medicina dentária uma profissão mais responsável
c. Conceito de promoção da saúde
d. Colmatar o fosso de comunicação entre o dentista e o público .[1,21]

Implementação do domicílio dentário nos países em desenvolvimento

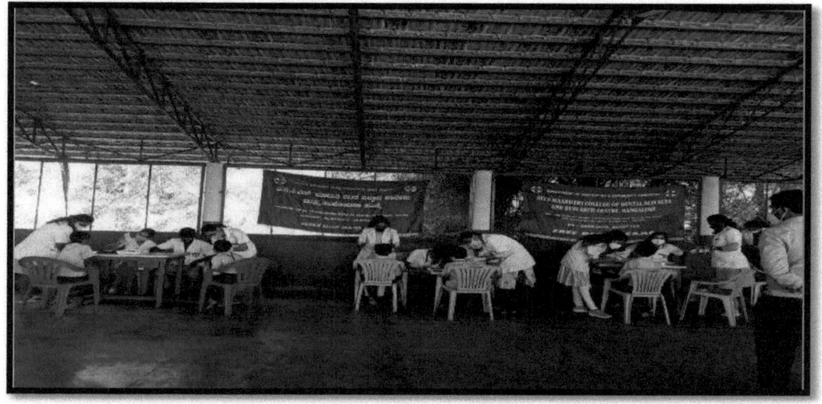

Programa de rastreio da saúde oral

1. Cuidados coordenados com os pediatras e os obstetras
2. Papel da orientação antecipatória
3. Papel do higienista dentário, do assistente dentário e do assistente/auxiliar dentário com funções alargadas
4. Aconselhamento pré-natal
5. Educar o público
6. Força de trabalho
7. Estabelecimento de um lar dentário nos centros de cuidados de saúde primários e nos hospitais públicos
8. Papel das escolas
9. Papel dos centros de dia[1]

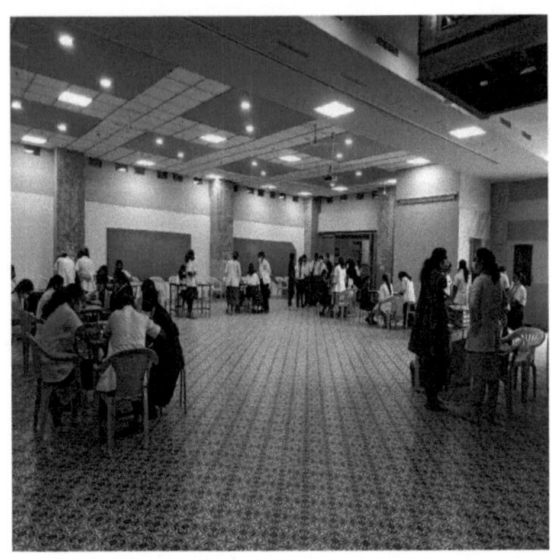

Campo de sensibilização e rastreio da saúde oral nas escolas

Estratégia de implementação do domicílio dentário na Índia

A implementação do domicílio dentário como um conceito que pode ajudar a identificar, retificar e reabilitar as pessoas que sofrem de doenças orais numa fase precoce, com enfoque na sensibilização para o processo da doença e na prevenção ativa, em vez de intervenções terapêuticas dispendiosas e com recursos intensivos, irá certamente ter um impacto significativo na forma como as doenças orais são geridas no futuro .

As nossas gerações futuras beneficiarão imenso se conseguirmos adaptar uma abordagem multifacetada que seja inclusiva por natureza. Se conseguirmos adaptar uma estratégia a três níveis para resolver este problema da prevenção e dos cuidados com as doenças orais, podemos conseguir muito para as crianças .[1]

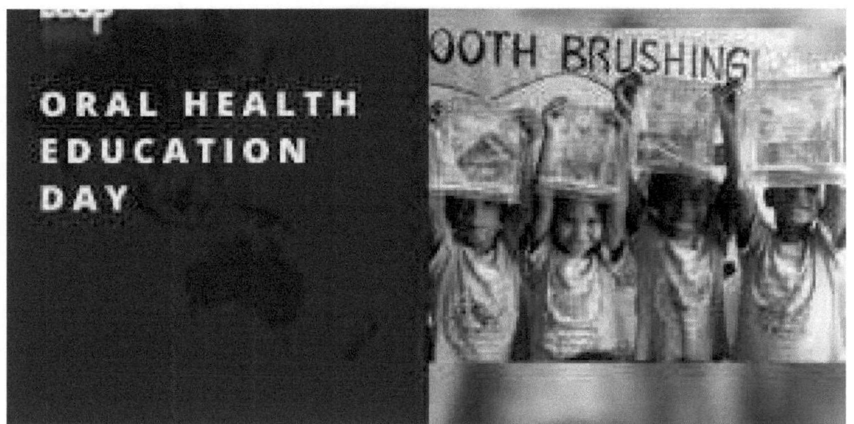

1. <u>**a estratégia a três níveis**</u> consiste em utilizar as redes existentes de sistemas de prestação de cuidados de saúde na Índia, como o **Integrated Child Development Services Scheme e a National Rural HealthMission,** e pode incluir o rastreio, a sensibilização para os processos de doenças dentárias e a sua intervenção ativa precoce, o que pode ajudar a atenuar em grande medida o flagelo das doenças dentárias no contexto indiano.

2. **o primeiro nível de intervenção** na prevenção das cáries na primeira infância consiste em sensibilizar e formar os trabalhadores de base, como os trabalhadores de Anganwadi e os activistas sociais de saúde acreditados, sobre o significado dos cuidados orais, a importância de sensibilizar os prestadores de cuidados, as crianças e a população em geral para a necessidade de uma intervenção precoce em matéria de doenças orais.

2. é importante separar os grupos de alto risco para **cuidados profissionais secundários num** centro de saúde primário ou num hospital distrital, onde pedodontistas qualificados e pós-graduados nesta área possam intervir e prestar cuidados terapêuticos quando necessário. Este nível de estratégia de prevenção só pode ser alcançado através da criação de um lar dentário.

3.Além disso, uma vez que os medicamentos comuns foram subsidiados ou são fornecidos gratuitamente aos doentes nestes centros, podem também ser distribuídos auxiliares de saúde oral, tais como escovas de dentes ou alternativas locais, como paus de neem/paus de miswak, juntamente com pó/pastas dentífricas, após a realização de rastreios, educação e medidas preventivas precoces. Isto motivaria a população a tomar os devidos cuidados e asseguraria o acompanhamento a longo prazo.

4.As reabilitações importantes podem ser efectuadas em hospitais universitários **de nível terciário** e esses pacientes podem ser encaminhados ou inicialmente examinados através da utilização de tecnologias como a teledentisteria (videoconferência).

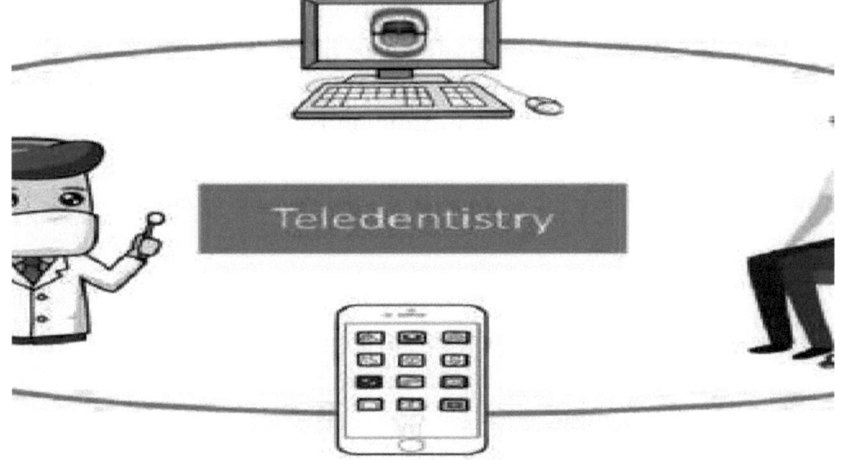

Uma vez que esta abordagem pode rastrear uma população muito grande e isolar grupos de alto risco, malformações graves, etc., numa fase muito precoce, e também educar os pais e as gerações futuras para a necessidade de cuidados dentários (aconselhamento pré-natal, controlos pós-natais, rastreio de bebés e crianças e terapêutica preventiva), a necessidade de cuidados dispendiosos num centro terciário numa idade mais avançada é negada à maioria das pessoas.

Além disso, uma vez que existe uma cadeia de trabalhadores que acompanham a criança ao longo das suas fases de desenvolvimento, torna-se possível a identificação e intervenção precoces, especialmente em casos de fendas, malformações congénitas, etc. .[1]

Sensibilização para a prevenção da saúde oral através do conceito de Lar Dentário

---

A fim de prestar cuidados preventivos, é importante conhecer os pais/ futuros pais numa fase precoce. Os ginecologistas, pediatras e médicos de família são as pessoas que entram em contacto com eles muito antes dos dentistas. Deve ser estabelecida uma comunicação de modo a que sejam efectuados encaminhamentos eficazes e atempados.

Além disso, as escolas e os centros de dia pré-escolares podem ser informados sobre o conceito de lar dentário ou um aviso como :

-Sabia que pode beneficiar os dentes e a saúde oral do seu filho se iniciar cuidados dentários preventivos antes do nascimento da criança? - pode atrair a atenção de futuros pais se for colocado num consultório de um ginecologista. Do mesmo modo, uma instrução como a seguinte pode ser afixada num consultório de um pediatra.

Recomenda-se uma visita ao dentista/pediatra no prazo de seis meses após a erupção do primeiro dente e, o mais tardar, no primeiro aniversário da criança.

Temos de popularizar a medicina dentária preventiva junto do homem comum de uma forma simples e eficaz, como por exemplo

A. A medicina dentária preventiva significa um sorriso saudável para o seu filho.

B. As crianças com bocas saudáveis mastigam mais facilmente e obtêm mais nutrientes dos alimentos que comem.

C. Aprendem a falar mais depressa e com mais clareza.

D. Têm mais hipóteses de ter uma saúde geral, porque uma doença na boca pode pôr em perigo o resto do corpo.

E. Uma boca saudável é mais atractiva, dando às crianças confiança na sua aparência.

F. A medicina dentária preventiva significa um tratamento menos extenso e menos dispendioso para o seu filho .[21,22]

Conclusão

O domicílio dentário é um conceito que merece apoio, mais investigação e, em conjunto com o domicílio médico, proporcionaria os cuidados de saúde abrangentes a que todas as crianças têm direito.

O domicílio dentário é um conceito importante a adotar pela profissão de dentista. As evidências apoiam as vantagens de receber cuidados e intervenções dentárias profissionais precoces que são complementadas por orientação antecipada para os pais, bem como visitas de supervisão periódicas com base no risco de doença dentária da criança. O domicílio dentário pode aumentar as oportunidades de serviços preventivos de saúde oral para crianças que podem reduzir as disparidades de doenças.

Ter acesso a cuidados dentários é um problema de saúde importante para as crianças com necessidades especiais de cuidados de saúde. As famílias com essas crianças que têm uma casa dentária podem saber que o consultório é acessível e que o dentista e os membros da equipa têm formação e estão à vontade para tratar as necessidades especiais. Todas as crianças com necessidades especiais de cuidados de saúde devem ser bem recebidas no consultório dentário e, se a relação for estabelecida desde cedo na vida da criança, podem ser evitados ou geridos problemas orais e sistémicos significativos.

Além disso, as parcerias público-privadas neste domínio entre os governos e as instituições dentárias privadas também podem ajudar a levar o conceito de Lar Dentário à maioria das pessoas sem grandes encargos fiscais ou logísticos.

Chegou o momento de uma mudança de paradigma na política em direção ao conceito de "Dental Home" para o bem-estar e os cuidados das crianças e das crianças com necessidades especiais de cuidados de saúde, que pode ser implementado através de todos os nossos esforços e de uma campanha de sensibilização para o conceito de "Dental Home".

BIBLIOGRAFIA

1. Ramesh R, Nandan S, Krishnamoorthy SH, Antony A, Geetha R. Casa dentária. Jornal Internacional de Odontologia Comunitária. 2021 Jan 1;9(1):6.
2. Política sobre o domicílio dentário, Conselho de Assuntos Clínicos. Políticas de Saúde Oral. Academia Americana de Odontopediatria, 2004.
3. Nowak AJ, Casamassimo PS. Using Anticipatory Guidance To Provide Early Dental Intervention (Usando a Orientação Antecipada para Fornecer Intervenção Dentária Precoce). JADA. 1995;126;1156-64.
4. Academia Americana de Odontopediatria. (2004). Política sobre o lar dentário. Conselho de Assuntos Clínicos. Recuperado em 20 de agosto de 2007
5. A Academia Americana de Pediatria Ad Hoc Task Force on Definition of the Medical Home. The medical home. Pediatr 1992;90:774.
6. Sally Halthouse & Mimi E,OHRC, The Dental Home Report-Summary from an MCHB expert meeting, sept 18-19,2008, Washington DC.
7. Pinkham JR, Berg JH. A importância prática da dentisteria pediátrica. Paediatric Dentistry infancy through adolescence (Dentisteria Pediátrica da infância à adolescência). 2005.4th edition,W.B Saunder Co,Philadelphia,394-413
8. Baker SD, Lee JY, Wright R. A importância da visita dentária da primeira idade. Chicago, IL: Centro de Pesquisa e Política de Saúde Oral Pediátrica, Academia Americana de Odontopediatria; 2019.
9. Cherian JM, Kurian N, Varghese KG, Thomas HA. Relatório sobre o estado da saúde oral global da Organização Mundial de Saúde: A medicina dentária pediátrica em destaque. Journal of Paediatrics & Child Health. 2023 Jul 1;59(7).
10. Pandey P, Nandkeoliar T, Tikku AP, Singh D, Singh MK. Prevalence of Dental Caries in the Indian Population (Prevalência de Cáries Dentárias na População Indiana): A Systematic Review and Meta-analysis. J Int Soc

Prev Community Dent. 2021 Jun 10;11(3):256-265,.JISPCD_42_21.

11. Academia Americana de Odontopediatria. Diretrizes sobre cuidados de saúde oral perinatais e infantis. Pediatr Dent 2016;38(edição especial):150-154.

12. Chibinski AC, Wambier LM, Feltrin J, Loguercio AD, Wambier DS, Reis A. O diamino fluoreto de prata tem eficácia no controlo da progressão da cárie em dentes decíduos: uma revisão sistemática e meta-análise. Caries Res 2017;51(5):527-41.

13. Meyer BD, Crisp J. Play it SMART: Fluoreto de diamina de prata mais IRT para a gestão de cáries dentárias em pacientes pediátricos ansiosos. Odontologia IQ 2018. 20 de agosto de 2019.

14. Girish Babu KL, Doddamani GM. Casa do Dentista: Odontologia centrada no paciente. Jornal da Sociedade Internacional de Odontologia Preventiva e Comunitária. 2012;2(1):8-12

15. Academia Americana de Odontopediatria. Gestão de pacientes dentários com necessidades especiais de cuidados de saúde. The Reference Manual of Pediatric Dentistry (Manual de Referência de Odontopediatria). Chicago, Illinois: Academia Americana de Odontopediatria; 2023:337-44.

16. Kagihara LE, Huebner CE, Mouradian WE, Milgrom P, Anderson BA. Perspectivas dos pais sobre uma casa dentária para crianças com necessidades especiais de cuidados de saúde. Cuidados Especiais em Medicina Dentária. 2011 Sep;31(5):170-7.

17. Newacheck PW, McManus M, Fox HB, Hung YY, Halfon N. Access to health care for children with special health care needs. Pediatrics 2000;105(4 Pt 1):760-6.

18. Academia Americana de Odontopediatria. Política sobre a transição de um lar dentário pediátrico para um lar dentário de adultos para indivíduos com necessidades especiais de cuidados de saúde. The Reference Manual of Pediatric Dentistry (Manual de Referência de Odontopediatria). Chicago, Illinois: Academia Americana de Odontopediatria; 2023:173-6.

19. Crall J, Silverman J. AAPD-OHS Dental Home Initiative ,Overview Partnering to Provide Dental Homes and Optimal Oral Health for HS/EHS

Children throughout the U.S. MSDA Symposium .April 19, 2009.

20. Construir uma melhor saúde oral: Uma casa dentária para todos os texanos. Um relatório encomendado pela Associação Dentária do Texas, outono. 2008.

21. Giriraju A, Lakshminarayan N. Casa dentária: um conceito para um sorriso precoce e eterno. Sch J Dent Sci. 2017;4(3):121-4.

22. Tandon S. Text book of Pedodontics, 2ª edição, Paras Medical Publications, Nova Deli, 2009.

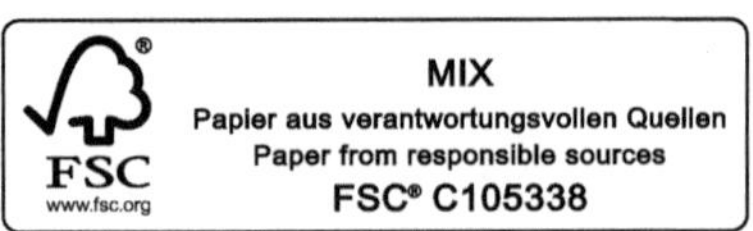

Printed by Books on Demand GmbH, Norderstedt / Germany